GYMNASTIQUE PULMONAIRE

OU

L'ART DE RESPIRER

POUR

CHANTER, PARLER ET VIVRE

PAR

JOSEPH-FERDINAND BERNARD

DEUXIÈME ÉDITION

Revue et augmentée par l'Auteur, contenant les règles et la marche de la respiration normale dans tous les actes de la vie.

Prix : 50 centimes.

LYON
IMPRIMERIE JEVAIN & BOURGEON
92, Rue Mercière, 92.

1869

TABLE DES MATIÈRES

1. Théorie préparatoire 3

2. Exposé de la Respiration normale et Règles à suivre. 7

3. Exposé de la Respiration anormale. 10

4. Exercices pratiques 12

5. Résumé 14

GYMNASTIQUE PULMONAIRE

La nature est l'œuvre de Dieu ;
C'est par elle qu'il nous parle.

Pour bien diriger les effets,
Il faut en connaître les causes.

CHAPITRE I.

Théorie préparatoire.

Après vingt-cinq ans d'observations et de recherches dans le grand livre de la nature, j'ai reconnu que l'effet vocal est le résultat de l'éducation des organes de la respiration. Tous les peuples respirent de la même manière, mais tous n'ont pas le même son de voix, ni le même langage. De cette conséquence, on peut tirer cette conclusion : c'est que l'on ne naît pas plus chanteur que maçon ; membres et organes doivent subir un apprentissage, pour exécuter ce que la pensée a conçu.

De toutes les difficultés qui entourent l'art du chant, la plus grande est celle de la respiration.

Bien que nos savants physiologistes aient donné l'analyse exacte de la conformation des organes de la respiration formant l'unité sonore appelée voix, ils n'ont point donné de marche à suivre pour développer d'une manière précise l'échelle de la respiration depuis le degré le plus lent jusqu'au plus précipité.

Avant d'entrer en matière sur l'art de respirer pour chanter, parler et vivre, nous allons faire connaître l'opinion générale sur l'art du chant.

On s'imagine que pour chanter il faut respirer autrement que pour vivre ; cette erreur a causé des troubles organiques, et, par suite, des pertes de voix irréparables.

L'homogénéité de la voix existerait chez nous, comme celle du cri duquel elle dérive, mais la mauvaise éducation que subit notre enfance, fait contracter au mécanisme de notre individu, des déviations funestes à son unité vitale.

Nous devons donc cela à l'ignorance de ceux qui nous élèvent. Hélas! le moment n'est point encore venu où l'instruction procèdera de la pure nature dans laquelle notre éducation première prendra sa source. — L'humanité n'aura plus à combattre la plupart des maux qui l'accablent.

L'art du chant a toujours été regardé comme très-peu important dans l'état social; on ne s'en occupe, généralement, que comme art d'agrément et dans ses moments de loisir.

On croit que pour exercer le professorat du chant il suffit de lire la musique et d'être bon harmoniste.

Ces qualités ne sont que le complément de l'éducation du chanteur, la première de toutes est de connaître l'attitude des organes pendant l'exécution.

N'est-on pas convenu que pour toucher ou jouer de n'importe quel instrument, il faille connaître les principes de la pose du corps?

Pourquoi n'en est-il pas de même pour ce qui regarde les organes produisant la voix? — C'est que l'ignorance sur ce point n'est pas encore bannie, et que la présomption et la paresse mettent sur le compte de la nature, les questions qu'elles ne peuvent résoudre.

Aussi les progrès de l'enseignement du chant et de la parole s'arrêtent-ils devant cette opinion générale : « Que la voix est un don naturel. »

En effet, c'est un don naturel, comme tout ce que Dieu a créé, mais non un instrument accordé seulement à quelques personnes privilégiées et refusé aux autres. Ce n'est pas un instrument ajouté à notre conformation: tout être bien constitué en possède les éléments nécessaires qui, cultivés ainsi que nous l'avons dit, lui permettent de chanter et de parler.

La voix n'étant que la production d'une partie de nos organes, il s'agit d'arriver à les coordonner pour produire cet effet.

Ainsi donc, l'opinion générale sur l'art du chant est bien arrêtée sur ce que la voix est un don naturel. Aussi l'éducation du chanteur se borne-t-elle à l'étude de la musique et à l'articulation des lettres et des mots placés sous les signes musicaux. Du reste, les méthodes de chant ne sont précédées, pour la plupart, que de très-courtes théories sur les principes mécaniques à observer pendant l'exécution des vocalises qu'elles contiennent.

Qu'en advient-il? — Que l'élève, au lieu de faire des progrès comme fraîcheur de voix, perd même celle qu'il possédait.

Le chant, comme tout ce qui se produit dans le monde social, est de convention. Qu'il soit exécuté par des instruments de métal ou de bois, ou par nos organes respiratoires eux-mêmes, il faut que les uns comme les autres, soient bien dirigés par notre volonté, unique source de toute bonne exécution.

Nous allons considérer et analyser la nature, pour arriver, de déductions en déductions, à prouver que la voix n'est que le résultat des organes respiratoires, et que sa culture consiste dans celle de ces organes qui ont, d'ailleurs, la même aptitude chez tous.

La vie générale s'accuse par deux effets :

Le mouvement et le bruit.

Le mouvement a pour cause, chez l'homme, le calorique et la pression atmosphérique, déterminant les dilatations et les contractions de ses organes.

Les principaux effets caractérisant la vie mécanique de l'homme, sont au nombre de huit : 1° la respiration; 2° la transpiration; 3° l'absorption liquide et solide; 4° les sécrétions; 5° le sommeil; 6° les excrétions; 7° la locomotion; 8° la procréation.

L'harmonie de ces huit effets essentiels de la vie, est entretenue par l'hygiène, dont l'étude nous fait connaître la qualité et la quantité des éléments nécessaires à l'entretien d'un certain nombre d'entre eux, le temps de sommeil et de locomotion, et la maturité de la procréation.

Les absorptions relatives aux dilatations et aux contractions se divisent en deux classes bien distinctes : les laxatifs et les contractants. Les premiers se rapportant aux dilatations, et les seconds aux contractions.

La quantité qui nous est nécessaire est relative à notre tempérament: c'est-à-dire que chacun de nous a une hygiène différente. On doit donc, pour bien la connaître, recourir à son médecin habituel.

L'équilibre de la vie est tout entier dans le mouvement appelé *respiration*, et se divise en inspirations et en expirations. Chacun de ces deux effets forme un bruit; mais celui de l'expiration a la faculté de produire le cri.

Notre larynx est garni d'une muqueuse formée de petites fibres nerveuses généralement appelées *cordes vocales*, dont l'ensemble constitue *la glotte*, et qui prennent une attitude relative à l'expression de nos nécessités organiques.

Les enfants de toutes les nations jettent le même cri en venant au monde et, cela, sans exception.

Pour que ce cri se forme, il faut qu'il existe une pression dans le conduit aérien. Cette pression est puisée dans un réservoir appelé poumons, et elle est due au va et vient de l'air en nous-mêmes. Elle est relative à la pression atmosphérique externe et la neutralise. C'est ainsi que s'établit notre équilibre.

Les poumons subissent une première pression par un muscle appelé diaphragme situé à leur base, sa sympathie avec les poumons et le cerveau est extrême, et c'est lui qui commande aux autres muscles desservant l'acte de la respiration.

Lorsque l'enfant sort du sein de sa mère où il n'a vécu que d'une respiration secondaire, son être entier est dilaté par le calorique du milieu dans lequel il vivait. Tout son individu est imprégné d'un air tiède. Il arrive alors que l'air relativement frais de l'extérieur, pénètre avec rapidité dans ses organes, et en détermine la contraction, qui met en jeu son mécanisme respiratoire.

La fraîcheur relative de l'air extérieur qui pénètre dans les organes de l'enfant, oblige le diaphragme à se contracter (tous les corps se contractant par le froid et se dilatant par la chaleur), cette contraction presse les poumons de bas en haut et en fait ressortir, par la voie introductice, une partie de l'air qui y était entré ; la crispation avec laquelle cette première contraction se produit repousse vivement l'air, et c'est le frôlement de ce dernier sur la glotte, qui produit ce cri remarqué chez tous les enfants nouveaux-nés.

Ce cri étant général et son timbre analogue, prouve que les organes produisant la voix ont les mêmes propriétés et la même coordination chez tous, et que sans l'accent local et la défectuosité de la parole, il n'y aurait pas besoin d'étude spéciale pour développer ces organes.

Le cri est la gymnastique naturelle des poumons : par son plus ou moins d'intensité, il stimule plus ou moins les contractions et les dilatations mettant en jeu tous les organes, et, par son expression, il en caractérise l'état sain ou malade.

La civilisation ayant remplacé le cri, notre langage primitif, par la parole, a restreint considérablement l'intensité du son. Il en est résulté une atrophie sensible des forces organiques de la respiration, et c'est pour remplacer les avantages du cri, que j'ai eu l'idée de créer des exercices spéciaux sous la dénomination de gymnastique pulmonaire.

CHAPITRE II.

Exposé de la Respiration normale et Règles à suivre.

La marche de la respiratiou normale, dans tous les actes de la vie, se manifeste ainsi qu'il suit :

L'air pénètre dans nos organes respiratoires par le nez, qui en est, par sa conformation, l'épurateur et le régulateur, c'est-à-dire que l'air inspiré est tamisé, et qu'il n'en pénètre et réside dans les poumons, que la quantité nécessaire à la formation du sang; de même qu'il ne laisse échapper que la quantité révolue de gaz et de vapeur d'eau, et y maintient la pression atmosphérique, qui fait notre force et notre énergie.

Les parties du corps qui se développent au dehors pendant l'inspiration et l'expiration normale, procèdent dans leur marche, de la symétrie suivante :

L'abdomen et les flancs se dilatent et se contractent ; leurs développements et leurs mouvements sont relatifs à l'action de la respiration.

La partie supérieure de la poitrine se gonfle progressivement sans secousse, par l'effet de l'inspiration : les muscles intercostaux ne se dilatent que sous l'influence des poumons se remplissant d'air.

La respiration normale, dans l'acte du cri, se produit de la même manière, sauf quelques modifications que voici :

Le nez cesse d'inspirer et d'expirer, parce que les fosses nasales sont employées à accumuler les vibrations du larynx, pour les comprimer et les laisser échapper en ondes sonores.

Alors la respiration se manifeste ainsi :

La bouche s'ouvre en inspirant de l'air avec plus ou moins de force, selon la pression atmosphérique pour faire le son. Un temps d'arrêt a lieu ; il est relatif à la vivacité du mouvement et donne aux muscles un nouvel élan de contraction pour produire le cri.

L'ouverture de la bouche est progressive, suivant l'énergie du cri, et reste immobile tout le temps que le caractère de la sensation ne change pas de nature, immobilité que l'on doit observer dans le chant.

Lorsque le cri cesse, la bouche reste ouverte pour inspirer l'air qui doit remplacer celui perdu en sonorité. Même effet à observer en chantant.

Dans l'acte du cri, la poitrine, les flancs et le ventre se développent un peu plus que dans la respiration nasale, parce qu'il faut une plus grande pression atmosphérique, pour faire des sons, que pour le mouvement respiratoire ordinaire.

Pour se convaincre de ce que j'avance, il n'y a qu'à étudier la marche de la respiration normale chez l'enfant nouveau-né en bon état de santé, et dégagé de tous liens et de vêtements compressifs.

L'étendue du cri, d'où vient la voix, est très-grande; la quantité de sons, que peut produire le larynx, est incalculable; car le rétrécissement de la glotte, depuis son point le plus dilaté jusqu'à son point le plus contracté, est progressif sur toute son ouverture, et forme de nombreux degrés de sonorité.

La respiration peut se diviser en deux échelles : 1° l'échelle de la respiration normale-nasale — *nez* —; 2° l'échelle de la respiration normale-buccale — *bouche*.

La première est peu sonore, et ne s'entend que lorsque le corps est agité par une course rapide, ou un mouvement d'effort; alors, l'air se précipite dehors avec bruit, de même qu'il rentre avec force; ce qui produit un son incolore et mat.

La deuxième est celle qui produit le son du cri et de la voix. Cette échelle se nomme l'échelle expiratoire-sonore, c'est dans cette échelle que l'on trouve les degrés de la voix musicale.

Il ne faut pas oublier que le cri est formé par le souffle, et que le souffle est l'atôme du son. Le larynx commence à laisser échapper l'air presque sans timbre, et c'est la contraction, en s'augmentant, qui force les organes à avoir plus d'énergie, et, par conséquent, donne naissance au timbre que nous remarquons dans la voix.

Il est donc rationnel de commencer par régler la nature du germe de l'atôme, pour arriver à connaître ce qu'il sera dans sa croissance et sa maturité.

Deux phénomènes se produisent dans l'effet sonore des organes de la respiration : les sons graves qui accusent le calme de la respiration, et les sons aigus qui en marquent l'exaltation

Le cri de l'enfant donne la résonnance de la lettre A plus ou moins fermé et qui, peu à peu, se développe. Cet A est le même chez les enfants de toutes les nations; il donne aux organes l'attitude qui leur convient et en caractérise l'état sain ou malade; le son du cri et de la voix peut être regardé comme un fait exact caractérisant l'équilibre de la marche du mécanisme de la respiration. Cet A qui peut prendre le nom d'A primitif et qui a la prononciation comme dans le mot Appeler, doit servir de modèle pour le travail vocal, afin de régler le timbre de la voix pour qu'elle n'ait pas une prononciation trop large ni trop étroite.

La résonnance que produisent le cri et la voix dans la poitrine, est occasionnée par la redondance des vibrations du larynx, se répercutant sur la masse aérienne contenue dans les poumons; sa force est relative à la contraction des muscles déterminant une pression atmosphérique dans la trachée-artère. Généralement, la sonorité, qu'on entend le plus facilement, a lieu sur les sons graves.

La résonnance peut, par une grande énergie des muscles abdominaux et du diaphragme, arriver à se faire entendre jusque dans la cavité abdominale; c'est ce que l'on doit chercher le plus possible, en faisant les exercices de la gymnastique pulmonaire.

Ce qu'on appelle l'appui de la voix est l'équilibre parfait des vibrations dans les cavités nasales, maintenu par l'harmonie des contractions et des dilatations musculaires.

Voici les centres organiques qui forment le cri et la voix :

1° Les poumons, réservoirs d'air.

2° Le larynx, où se font les vibrations.

3° Les fosses nasales, cavités accumulant les vibrations pour qu'elles puissent, par leur compression, traverser le palais, table d'harmonie du son.

4° La bouche, moule des ondes sonores manipulées par la langue et les lèvres, qui sont les doigts de la parole.

Deux phénomènes dans l'organisation de la respiration sont à remarquer : le premier se manifeste par les vibrations que peut produire le larynx en inspirant l'air, phénomène résultant de l'énergie des muscles inspirateurs et du relâchement de la glotte.

Le second phénomène est la disposition de l'ensemble des organes respiratoires et de la bouche pouvant, chez toutes les races humaines, se plier à l'étude de toutes les langues; ce qui prouve, comme je l'ai dit plus haut, que les émissions vocales ne sont que des modes procédant des principes naturels de nos organes, lesquels subissent un dressage et confirment que la voix n'est pas un fait purement *primitif naturel* mais un effet sonore pris en habitude par nos organes.

On ne doit dans aucun cas souffler avec la bouche, car la glotte, se dilatant outre mesure, donne trop d'échappement d'air et fait perdre la pression atmosphérique contenue dans les poumons, pression servant de point d'appui aux contractions musculaires.

Ainsi donc : pour monter, courir, faire des armes, de la gymnastique, de l'équitation, nager et enlever des fardeaux, il ne faut jamais respirer par la bouche.

Lorsque, par suite de chaleur, suffocations, de mouvements donnés au corps, soit en courant soit en montant et pour toute autre cause, la respiration nasale devient insuffisante, vous inspirez l'air sur le bord des lèvres comme si vous humiez de l'eau, et vous les refermez hermétiquement et laissez l'expiration se faire par le nez.

Cette respiration doit se réitérer autant de fois que la nécessité et le cas l'exigent.

Quand vous pénétrez dans des endroits humides, fétides et remplis de fumée, vous dirigez votre respiration ainsi qu'il suit :

Vous inspirez sur le bord des lèvres en les ouvrant très-peu, ayant le soin d'avaler votre salive avant que l'expiration nasale ne se fasse. Cette précaution a pour but d'épurer l'air en le réchauffant, et de l'empêcher de parvenir dans les poumons avec des corps étrangers. Si, au contraire, vous inspiriez par le nez, l'éternuement s'en suivrait et ne vous permettrait pas d'être maître de gouverner votre respiration, ce qui occasionnerait, dans certains cas, l'asphyxie.

Pour terminer les règles précédentes, je dirai qu'il faut se garder de contracter la mauvaise habitude de tousser, d'expectorer avant de chanter ou de prendre la parole en public. Cela irrite les muqueuses, épuise les glandes salivaires et ôte la fraîcheur de la voix. Pour remédier à ces défauts, il n'y a qu'à inspirer sur le bord des lèvres et expirer par le nez. Réitérer plusieurs fois ce genre de respiration. Par ce moyen vous rafraichissez totalement la bouche et les sons deviennent purs.

CHAPITRE III.

Exposé de la respiration anormale.

La respiration anormale se caractérise par les phénomènes suivants :

L'harmonie de la marche des muscles entre eux, cesse dans l'acte régulier de leurs dilatations et contractions ; l'air ne pénètre plus régulièrement par le nez. La bouche, le second orifice de la respiration, le remplace ; alors la pression atmosphérique interne devient irrégulière, l'air entre en trop grande quantité, mal épuré et donne lieu à des expirations fréquentes, qui ne permettent pas au sang de se régénérer.

L'abdomen, les flancs n'agissent que par surcontractions, à la suite desquelles ils restent le plus souvent inertes. Le diaphragme ne peut plus s'abaisser et atteindre sa dernière période de dilatation. La poitrine, seule, fait le service du mouvement respiratoire, alors les muscles intercostaux s'irritent, se fatiguent, un malaise général s'ensuit et lorsqu'il persiste c'est le diagnostic d'une maladie plus ou moins grave. Il faut immédiatement requérir son médecin; si, au contraire, ce n'est qu'une indisposition passagère, il faut procéder des exercices de la gymnastique pulmonaire et, incontestablement, la respiration normale reprend sa marche.

Conjointement avec ses passions, toutes les professions que l'homme a créées, désorganisent son équilibre vital en dérangeant l'attitude naturelle de son mécanisme, et cela, par des habitudes spéciales à l'exercice de la profession qu'il pratique.

La gymnastique seule peut tempérer les travers de l'organisation sociale, car, toute gymnastique bien raisonnée a pour but de rétablir l'équilibre de nos fonctions, tout en développant leurs facultés commises à nos usages.

La respiration anormale, chez les orateurs et les chanteurs, se déclare par l'énervement qu'occasionne l'étude du sujet que l'on traite, par des exagérations de gestes d'épaules, de bras et de jambes; par des élargissements et des rétrécissements factices de l'arrière-bouche pour timbrer ou grossir la voix, et, enfin, par l'air mal attiré dans les voies respiratoires, ce qui détermine des toux et des enrouements chroniques.

Chez les pianistes, violonistes, violoncellistes et contrebassistes, la respiration anormale se manifeste par de mauvaises attitudes, telles que la tête penchée en avant, le cou tendu, le dos voûté, les coudes rapprochés du corps empêchant la poitrine et les flancs d'avoir leur développement.

Chez les instrumentistes à embouchures, la respiration anormale se déclare, sans préjudice de ce qui est dit plus haut, par des gonflements de poitrine qui simulent de fortes inspirations, et qui n'en sont que des semblants; car, le plus souvent, elles ne peuvent suffire pour la pression que nécessite le son de l'instrument. De là viennent des surcontractions, qui troublent l'homogénéité de la respiration.

CHAPITRE IV.

Exercices pratiques.

La première précaution à prendre, avant de commencer les exercices, est de connaître l'état atmosphérique de l'endroit où l'on doit les exécuter.

L'hygiène atmosphérique se divise en deux parties :

1° Son état de salubrité,

2° Son degré de calorique,

Pour rendre l'air salubre vous devez établir, momentanément, des courants d'air si la saison vous le permet; dans le cas contraire, vous faites un bon feu de cheminée ou brûlez du papier sur un réchaud.

Quant à la température elle doit être de 15 degrés au-dessus de 0.

Les exercices peuvent, dans la belle saison, se faire dehors jusqu'à dix heures du matin ; mais il faut bien se garder de les faire à l'ombre, au frais, à l'humidité ou dans des appartements rafraîchis au moyen d'arrosages, de jalousies, persiennes, volets fermés pendant le jour et ouverts la nuit.

Toutes ceintures, corsets et vêtements serrés sont nuisibles aux exercices et à la santé en général.

Le corps, pendant les exercices, doit être ainsi qu'il suit :

Debout, les talons rapprochés, la pointe des pieds en dehors, les jambes droites, le buste droit sans raideur, les bras tombant le long du corps, le dos des mains faisant face et les doigts ouverts sans être tendus. La tête bien assise sur le cou. Les yeux fixés à une hauteur convenable, pour qu'il n'y ait sur la face aucune expression contractée. Une grande souplesse doit exister dans tout l'ensemble organique du corps et, dans cette position bien réglée, vous inspirez lentement en attirant l'air sur le bord de la mâchoire inférieure, en l'abattant moëlleusement et progressivement sans secousse. La lèvre doit couvrir légèrement les dents, afin que le courant d'air ne puisse les affecter. La bouche s'étant développée ainsi jusqu'à sa plus grande ouverture, pendant l'inspiration, vous l'immobilisez pour expirer la voyelle A sur le degré le plus profond de votre échelle expiratoire sonore.

L'A doit avoir la même prononciation que dans le mot Appeler et non dans celui qui se trouve dans le mot hÂter.

L'A doit être soufflé, de couleur mate, entouré d'air et d'un timbre dépoli, soutenu également jusqu'au bout de l'expiration.

La bouche doit conserver son immobilité parfaite d'ouverture, pendant une série de dix inspirations et de dix expirations, après lesquelles vous vous reposez en reprenant votre respiration normale-nasale.

L'air doit pénétrer avec le moins de bruit possible et le plus profondément, sans sifflements ni hoquets.

La poitrine et les épaules doivent être presqu'immobiles; seuls, les flancs, l'abdomen se contractent et s'actionnent, relativement à la vivacité de l'inspiration et de l'expiration.

Entre l'inspiration et l'expiration il y a un temps d'arrêt pour donner aux muscles un nouvel élan de mise en train de contraction; ce temps est relatif aux mouvements de l'exercice.

Lorsque vous avez parfaitement fixé le son expirateur de votre échelle respiratoire buccale, sur son degré le plus profond et dans toutes les conditions ci-dessus désignées, vous en constatez la tonalité par un diapason ou un instrument quelconque.

Ce point de départ, fixé, vous sert constamment de type pour tous les autres degrés de votre échelle.

Le premier degré doit donc être perfectionné dans la prononciation de l'A et de l'aplomb de ses résonnances, l'une dans la cavité thoracique, s'étendant même jusqu'à l'abdomen, l'autre dans les fosses nasales transperçant le palais, et s'appuyant sur la mâchoire inférieure.

Ces deux effets simultanés sont le point d'appui des ondes sonores formant la voix, pour parler et chanter.

Ce qui précède bien établi vous passez du mouvement le plus lent au plus précipité et cela graduellement. C'est dans cet exercice que les muscles, composant le ventre et les flancs, doivent acquérir une grande souplesse pour sympathiser avec le diaphragme, qui leur imprime sa grande mobilité d'action.

Le deuxième exercice consiste à monter et à descendre toute son échelle expiratoire sonore chromatiquement, du mouvement le plus lent, au plus précipité, en prenant pour type la note de fondation. Il faut que toutes les notes qui suivent lui ressemblent exactement comme prononciation, ampleur et points d'appui de leurs résonnances.

Vous inspirez avant chaque degré chromatique.

Le troisième exercice se constitue à monter et à descendre son échelle expiratoire sonore, par octaves, dans tous les mouvements, en inspirant avant chaque ton.

Le quatrième exercice est de parcourir son échelle expiratoire sonore, par intervalles chromatiques, en montant et en descendant dans les mouvements les plus lents, comme dans les plus précipités, et en inspirant avant chaque note.

Le cinquième exercice est de parcourir son échelle expiratoire sonore, par intervalles chromatiques, n'inspirant qu'avant la note de fondation et la portant sur la note supérieure en traînant le son. Vous passez du mouvement le plus lent au plus précipité.

Le sixième et dernier exercice est le contrôle exact de toute l'étendue de l'échelle expiratoire sonore. Il se fait par une seule expiration sonore qui part de la note de fondation et va atteindre le dernier degré de sonorité que l'on peut faire. Ce jet sonore doit être traînant et n'accuser la tonalité qu'à son point de départ et à son point d'arrivée.

Il constate la régularité des contractions musculaires dans toute leur période d'étendue.

Il est urgent d'inspirer profondément, de prendre un bon élan musculaire et de passer comme dans les exercices précédents, du mouvement le plus lent au plus vif.

On ne doit monter chaque degré de son échelle expiratoire sonore, que lorsque l'on reconnait que chaque note est bien d'aplomb, d'après les règles d'exécution qui sont indiquées.

Après avoir parfaitement réglé les six exercices, vous cherchez à élargir et à modifier les inspirations de manière à donner à l'A toutes les nuances, fortes ou faibles, qu'exige le chant ou la parole, mais toujours en le maintenant dans sa prononciation primitive.

Les exercices de la gymnastique pulmonaire doivent être faits régulièrement tous les matins, pendant une heure, y compris quelques minutes de repos à chaque commencement de série d'exercices.

Il faut redoubler d'attention et de soins au fur et à mesure qu'on avance en âge, afin de lutter contre l'ossification des organes.

CHAPITRE V.

Résumé.

On voit par ce qui précède :

Que la gymnastique pulmonaire, sans être un spécifique unique, veut arriver à réunir l'utile à l'agréable, en constituant une hygiène dans l'art du chant et de la parole, par le seul fait d'y établir, d'une manière précise, l'acte de la respiration normale.

La gymnastique pulmonaire a donc pour but, par ses exercices :

1° De rectifier la marche de la respiration qui, par des excès de tous genres, est souvent troublée.

2° De préparer et d'habituer les dilatations et les contractions musculaires, aux divers mouvements de la musique et de la parole.

3° De régler les sons par le jet continu du souffle, qui en est l'atôme, et, par ce moyen, de fondre ce qu'on appelle les registres de la voix, voix de poitrine, voix mixte, voix de fausset.

4° D'obtenir l'égalité du son pour tous les traits, intervalles, sons posés et filés.

5° D'expulser des poumons les matières et les gaz nuisibles, qui pourraient y être entrés et y résider, et, de cette manière, de les purger directement sans le secours d'aucun remède.

6° De maintenir dans les poumons, tout en les fortifiant et les développant, une pression atmosphérique constituant la vie, l'appui de la voix et l'appui du souffle pour les instrumentistes à vent.

7° De développer les muscles jusqu'à leur dernière période de dilatation et de contraction, et d'établir l'amplitude réelle de la respiration, ainsi que celle de la voix.

8° De reconquérir l'instinct organique primitif de la respiration, tout en sachant le reconnaître.

9° De rafraîchir les organes respiratoires dans toute leur étendue et, par ce moyen, de combattre les enrouements et mucosités épaisses appelées vulgairement chats.

10° De permettre à la respiration d'être lente ou vive, selon le cas dans lequel on se trouve de l'employer.

11° D'acquérir la souplesse des muscles pour arriver à donner à la voix, cet instrument de l'âme, toutes les inflexions que peuvent suggérer nos sensations.

12° De remettre les organes, en général, dans leur véritable aplomb, de les y maintenir en fixant un ordre continu dans l'acte de la respiration.

13° De faire, par la pratique constante et journalière de ces exercices, la mise en train du mécanisme respiratoire; d'empêcher l'atrophie de la glotte, de lutter contre l'apathie et l'engourdissement auxquels nous nous laissons trop facilement aller, et qui, insensiblement, nous procurent des maladies et, par suite, une mort prématurée.

FIN.

www.ingramcontent.com/pod-product-compliance
Ingram Content Group UK Ltd.
Pitfield, Milton Keynes, MK11 3LW, UK
UKHW032036260826
14628UKWH00006B/2998